AF319386

QUELQUES CONSIDÉRATIONS

SUR LE TRAITEMENT

DU GOITRE EXOPHTHALMIQUE

PAR

L'IODE ET SES COMPOSÉS

PAR

Jules GALUP

Docteur en médecine de la Faculté de Paris.

PARIS

A. PARENT, IMPRIMEUR DE LA FACULTÉ DE MÉDECINE

A. DAVY, successeur

52, RUE MADAME ET RUE MONSIEUR-LE-PRINCE, 14

1884

QUELQUES CONSIDÉRATIONS

SUR LE TRAITEMENT

DU GOITRE EXOPHTHALMIQUE

PAR

L'IODE ET SES COMPOSÉS

PAR

Jules GALUP

Docteur en médecine de la Faculté de Paris.

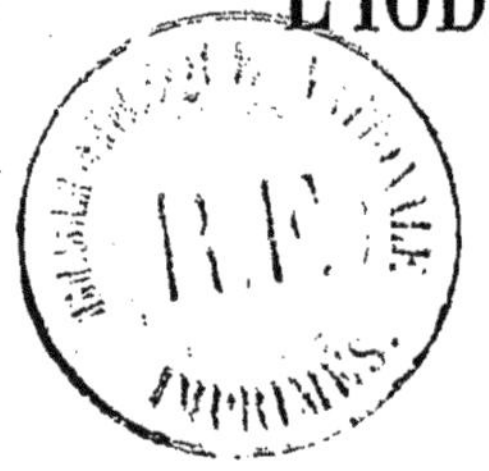
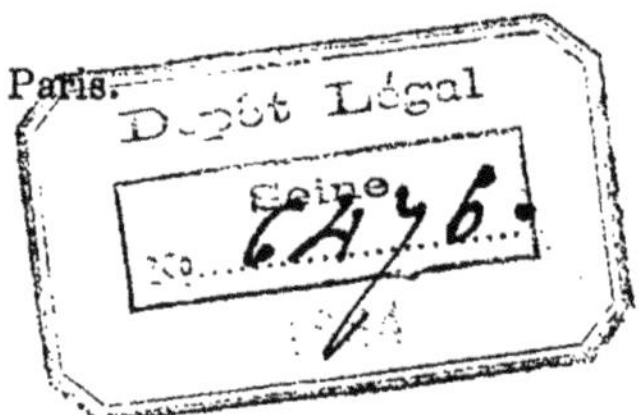

PARIS

A. PARENT, IMPRIMEUR DE LA FACULTÉ DE MÉDECINE

A. DAVY, successeur

52, RUE MADAME ET RUE MONSIEUR-LE-PRINCE, 14

1884

A LA MÉMOIRE DE MON PÈRE

A LA MÉMOIRE DE MON FRÈRE

A LA MÉMOIRE DE MON AMI

LE DOCTEUR W. GREGORY

Galup.

A MA MÈRE

A MA FAMILLE

QUELQUES CONSIDÉRATIONS

SUR LE TRAITEMENT

DU

GOITRE EXOPHTHALMIQUE

PAR L'IODE ET SES COMPOSÉS

Dès la plus haute antiquité, on s'est servi de l'iode et de ses composés pour traiter les goitres. D'après Dorvault (1), les Chinois en font couramment usage depuis l'an 1567 avant Jésus-Christ sous forme d'é-ponge torréfiée. C'est le docteur Coindet, de Genève, qui eut le premier l'honneur d'employer l'iode après la découverte de Courtois, dans le traitement des goîtres endémiques (2).

Les succès obtenus déterminèrent Stokes à employer la médication iodée contre le goître exophthal-

(1) Dorvault. Iodognosie, 1850.
(2) Mémoire lu à la Société des sciences naturelles de Genève, le 25 juillet 1820.

mique (1). Cet illustre médecin semble, en effet, avoir
songé le premier à se servir de l'iode et de ses composés dans le traitement de cette maladie. Il le con-
seillait avec un régime débilitant, pour faire tomber
l'excitation cardio-vasculaire. Mais on ne tarda pas à
reconnaître des inconvénients à l'emploi de cette médication, et Trousseau la déconseille presque complètement (2).

Cependant, des faits observés par Trousseau lui-
même, par Gros et quelques autres médecins, prou-
vent que l'emploi de l'iode et de ses composés, loin
de nuire toujours au traitement du goître exophthalmique, lui a été quelquefois utile. C'est ce que nous
nous proposons de démontrer par trois observations
personnelles.

Mais avant de le faire, peut-être est-il bon de rap-
peler brièvement la symptomatologie de la maladie de
Graves.

(1) Stokes. Traité des maladies du cœur.
(2) Trousseau. Clinique de l'Hôtel-Dieu, t. II.

CHAPITRE PREMIER

Les malades, qui sont presque toujours des femmes, commencent par montrer une certaine irritabilité de caractère; elles se plaignent de congestions passagères à la tête, de sensations de chaleur; puis le cœur commence à battre avec une certaine vitesse; les battements sont quelquefois si précipités que l'on peut à peine les compter.

Sous l'influence de ces battements, un certain degré d'hypertrophie peut se produire; quelquefois on a constaté une légère dilatation cardiaque, et après elle une insuffisance relative de l'orifice auriculoventriculaire gauche, qui disparaît généralement avec la maladie.

Les vaisseaux du cou ne tardent pas à se dilater, et un bruit de souffle à se manifester à leur niveau.

Le corps thyroïde s'hypertrophie par suite de la dilatation des vaisseaux qui le sillonnent dans tous les sens.

Toutefois, l'hypertrophie reste en général limitée au côté droit, qui présente presque constamment un certain degré de réductibilité.

Quelquefois la trachée est comprimée à un tel

point que l'on voit se produire des crises de suffocation.

La saillie des globes oculaires se manifeste en même temps que l'hypertrophie du corps thyroïde. Elle peut aller jusqu'à la luxation de l'œil. C'est elle qui donne aux malades un aspect souvent étrange. A l'examen ophthalmoscopique, on ne trouve presque jamais rien. Cependant, il n'est pas rare de constater l'existence d'une injection choroïdienne très marquée.

Pendant que ces phénomènes apparaissent, les malades deviennent de plus en plus irritables. L'aménorrhée est fréquente, l'insomnie ordinaire. L'appétit est souvent très augmenté, et cependant les malades maigrissent et arrivent quelquefois jusqu'à la cachexie.

Les malades se plaignent toujours de sensations de chaleur.

Le début de l'affection est habituellement lent et insidieux ; son évolution est de longue durée ; sa marche est caractérisée par des accès de suffocation, pendant lesquels l'hypertrophie du corps thyroïde augmente ; à ce moment, l'excitation cérébrale est toujours augmentée. La maladie se termine rarement par la mort.

Il y a des formes frustes ; quelquefois l'exophthalmie arrive fort tard ou fait même complètement défaut.

Telle est la maladie contre laquelle on a employé l'iode et ses composés intus et extra, avec des alterna tives de succès et de revers qui ont en définitive amené Trousseau à conclure à leur nocuité presque constante.

Nous avons personnellement observé trois malades, dont un homme, traités par la médication iodée avec succès, contrairement à l'appréciation de Trousseau. Ces faits nous ont déterminé à faire des recherches; nous en avons recueilli quelques autres que nous allons exposer avant ceux qui nous sont personnels.

CHAPITRE II.

D'après Trousseau (1) et M. Rendu (2), Stokes le premier s'est servi de l'iode pour soigner le goître exophthalmique. Il ne paraît pas s'en être mal trouvé.

En 1861, Hawkes (3) a publié le cas d'une jeune fille de seize ans atteinte de tous les symptômes de la maladie de Graves. Traitée par la teinture d'iode intus et extra, elle a parfaitement guéri, sans accidents d'aucune sorte.

En 1862, Gros a publié, dans le Bulletin thérapeutique, une observation qui nous paraît d'autant plus importante que la malade qui en a été l'objet a été vue plusieurs fois par Trousseau. Ce dernier a, du reste, mentionné le fait dans sa belle leçon sur le goître exophthalmique.

Voici, résumée, l'observation de Gros (4) :

« Saillie des globes oculaires, tuméfaction de la glande thyroïde, accélération de la circulation, voilà bien l'ensemble des symptômes constituant la cachexie

(1) Trousseau. Loc. cit.
(2) Rendu. Art. Goître exophthalmique, dans le Dictionnaire de Dechambre.
(3) Hawkes. The Lancet, août 1861.
(4) Gros. Bull. gén. de thérap., t. LXIII, p. 108 et suiv.

exophthalmique. Je jugeai qu'en présence de symptômes graves occasionnés par le goître, l'important pour le moment était de diminuer le volume de la thyroïde, et je prescrivis à M. X... l'iodure de potassium intus et extra ; intus au moyen des pilules suivantes, fréquemment employées à Genève, savoir : chaque soir, une pilule contenant cinq milligrammes d'iodure de potassium ; extra, en faisant porter constamment autour du cou un sachet de soie contenant environ 50 grammes de la poudre suivante :

> Eponge torréfiée. . . .   100 grammes
> Iodure de potassium. .   50   —
> Poudre de gaïac. . . .   200   —

Réduisez en poudre fine et tamisez exactement.

« Dès la seconde semaine de ce traitement, les troubles avaient cessé ; au bout de deux mois, le goître avait complètement disparu ; il ne restait plus qu'un peu de gonflement de la partie latérale droite. Je cessai à ce moment tout traitement.

« Pendant les mois de juillet et d'août, M. X..., qui avait conservé son embonpoint, et dont l'appétit avait plutôt augmenté que diminué, fit un séjour en Alsace et en Suisse ; à son retour, je constatai ce parfait état de santé.

« En décembre suivant, après être resté plusieurs semaines sans revoir M. X..., je le rencontrai dans la rue et fus alarmé de l'amaigrissement survenu chez lui ; il n'était plus que l'ombre de lui-même. Il me dit cependant que sa santé était toujours bonne, mais qu'outre un appétit de plus en plus prononcé, il res—

sentait parfois des faims canines, qu'il était forcé de satisfaire à l'instant, sous peine de tomber à l'instant dans un état de demi-syncope. Le goître n'a pas reparu, la circulation reste calme, les yeux ne sont pas plus saillants qu'au printemps. Le lendemain, j'examinai le thorax, je fis analyser les urines, je ne constatai aucun autre symptôme morbide.

« Cet état dura jusqu'au 28 mars 1860 ; ce jour, M. X... vint me demander s'il devait reprendre son traitement, son goître lui paraissant augmenter de nouveau. Je constatai, en effet, que la glande thyroïde faisait une saillie assez prononcée au-dessus du bord libre du sternum ; le pouls est de nouveau précipité. Du reste, la santé se maintient bonne ; il n'existe ni essoufflement, ni oppression, ni affaiblissement ; j'ai donc fait reprendre les pilules iodurées, avec l'intention de commencer, dès que la saison rigoureuse serait passée, l'hydrothérapie.

« Cette seconde administration de l'iode ne fut suivie d'aucun accident. M. X... ne prit en tout que cinquante pilules, soit 25 centigrammes d'iodure de potassium en cinquante jours. Le goître avait presque entièrement disparu, je cessai derechef toute médication ; pendant l'été 1860, M. X... prit un grand nombre de bains froids, passa plusieurs mois à la campagne et n'accusa aucun malaise.

« Le 5 janvier 1861, M. X... se plaint de nouveau de désordres variés, entre autres d'une sécheresse extrême de la bouche, d'un manque absolu de salive, d'une irritabilité nerveuse excessive, de boulimie, de défaillances, dès que son repas se trouve retardé de quelques minutes seulement. Son sommeil est agité ; il n'existe néanmoins ni oppression, ni anhélation. La maigreur a acquis les dernières limites du possible, le pouls bat habituellement de 130 à 140 par minute. Le goître est peu prononcé, l'ophthalmie moindre qu'il y a un an.

« Reconnaissant que le traitement iodé, tout en ayant diminué manifestement le goître à deux reprises, n'avait nullement amélioré l'état général, et rencontrant dans mon malade une grande répulsion pour le traitement hydrothérapique que je lui conseillais de commencer immédiatement, je demandai l'avis et l'appui de mon excellent maître M. Trousseau. Nous constatâmes ensemble les symptômes déjà mentionnés ; nous constatâmes également l'absence de souffle dans la thyroïde, et la rapidité effrayante des battements du cœur. Le traitement institué consista en une douche froide de trois minutes et demie tous les jours, et l'usage journalier d'une infusion de 30 centigrammes de digitale dans un litre d'eau.

« Au bout de peu de jours le pouls était descendu à 100, puis à 90. L'état nerveux était considérablement amendé ; je baissai la digitale jusqu'à 20 centigrammes. Le 5 mars le pouls ne battait plus que 76 ; le 29 les pulsations étaient descendues à 70. La digitale fut alors complètement supprimée et, pendant tout le cours de l'été, elle ne fut plus reprise que pendant huit jours chaque mois. L'hydrothérapie fut conti-

nuée sans un jour d'interruption, du 21 janvier au
10 novembre. L'état général s'améliora rapidement ;
en août, déjà, l'embonpoint avait reparu, et sauf un
léger néophthalmos et une saillie très peu marquée
de la glande thyroïde du côté droit du cou, la guérison pouvait être considérée comme radicale.

« Le 15 décembre, cependant, sans aucune cause
appréciable, le goître prit rapidement un volume
considérable, et le 17, déjà, survenait de l'oppression
pendant la marche, une gêne très prononcée de la
respiration, une raucité remarquable de la voix, de
la toux ; le pouls battait de nouveau 109 à la minute,
le sommeil était agité et pénible. Après avoir de
nouveau pris l'avis de M. Trousseau, nous faisons reprendre la digitale d'une manière continue et laisons
placer sur le cou des compresses froides d'alcool sa-
turé de tannin.

« Le 15 janvier; le pouls avait acquis un rhythme
normal, mais il n'y avait encore aucun changement
dans l'état de la glande thyroïde. En mars, M. X...
cessa l'emploi de la digitale, continua ses compresses au tannin, et reprit l'hydrothérapie qu'il continua
jusqu'en juillet dernier. J'aurais voulu reprendre
l'usage de l'iodure de potassium, mais M. Trousseau,
consulté, m'en détourna.

« Aujourd'hui, 6 août, l'état est le suivant : exoph
thalmie peu marquée, goître aussi volumineux qu'en
janvier, oppression nulle, voix normale, pouls à 80,
état général excellent, appétit et fontions digestives
normales, embonpoint modéré. On le voit, de tous

les symptômes, le goître, qui avait séché avec une merveilleuse rapidité à l'iode, est aujourd'hui le symptôme le plus saillant et qui résiste à tous les autres moyens employés pour le combattre. »

Nous reviendrons sur cette observation plus loin.

Dans le même volume du *Bulletin général de thérapeutique* (1), on constate que l'un des chirurgiens de Guy's hôpital, Thomas Brajant, se sert avec beaucoup de succès de l'iodure d'ammonium pour traiter l'hypertrophie du corps thyroïde. Mais il n'est pas expressément parlé du goître exophthalmique. Toutefois, dans cette note, on fait remarquer que le chirurgien anglais donne la préférence à l'iodure de fer lorsqu'il s'agit de soigner des malades faibles, débilités et nerveux. Ne s'agit-il pas là de la maladie de Graves? Nous reconnaissons que le doute est permis.

Trousseau, dans le second volume de ses cliniques de l'Hôtel-Dieu, parle très longuement (2) du traitement du goître exophthalmique. Le premier, il s'est élevé contre la pratique de Stokes avec une certaine énergie : « Il ne faut pas ignorer, dit-il, que l'iode est un médicament périlleux dans le goître exophthalmique, et qu'il peut amener le retour des paroxysmes. Lorsque, chez un goitreux, vous observez des palpitations de cœur, et la saillie des globes oculaires

(1) Bull. gén. de thérap., t. LXIII, p. 232.
(2) Trousseau. Clinique médicale de l'Hôtel-Dieu, t. II, p. 595 et suiv.

avec l'étrangeté du regard, ne donnez point l'iode, vous avez affaire à un goitre exophthalmique, et le médicament ne fera qu'augmenter tous les symptômes de la maladie. »

Trousseau cependant reconnaît, quelques lignes plus loin, l'heureuse influence de la médication iodée sur quelques malades atteints de la maladie de Graves. Il cite le cas d'une dame de Paris à qui son médecin ordinaire faisait prendre 1 gramme par jour d'iodure de potassium avec des pilules ferrugineuses ; sous l'influence de cette médication le goître ne tarda pas à diminuer.

Un peu plus loin encore, Trousseau, en rapportant le fait du malade de Gros, reconnaît que quelquefois la médication iodée semble améliorer la condition des malades.

Enfin, le clinicien de l'Hôtel-Dieu donne tout au long l'observation d'une malade soignée par suite d'une erreur avec de l'iode et qui ne tarda pas à guérir. Voici le fait :

« Dans le cours du mois d'octobre 1863, une dame, qui habite ordinairement Paris, vint me consulter. Elle était atteinte d'un goître exophthalmique à forme subaiguë. La bronchocèle était fort développée. Quand je l'examinai pour la première fois, bien que je l'eusse laissée longtemps se reposer, bien que j'eusse répété l'examen à plusieurs reprises et à des intervalles assez éloignés pour être certain que toute émotion avait disparu, je trouvai toujours le cœur battant de 140 à

150 fois par minute. J'écrivis une consultation dans laquelle je conseillai l'hydrothérapie ; je voulais, en même temps, faire prendre de la digitale ; mais préoccupé du danger de donner de l'iode, le nom de ce médicament vint sous ma plume, et la malade, pendant quinze jours, prit de quinze à vingt gouttes de teinture d'iode chaque jour. Je m'aperçus, de mon erreur, je remplaçai la teinture d'iode par la teinture de digitale, et, quinze jours plus tard, je trouvai de nouveau le pouls à 150. Je redonnai la teinture d'iode. »

Turgis dans sa remarquable thèse sur le goître exophthalmique (1) rapporte cinq longues observations.

Voici le resumé de la première et de la deuxième : Dans ces deux cas l'iodure de potassium a été employé sans inconvénient.

Ire Observation de Turgis.

« Il s'agit d'une femme de 41 ans, d'une bonne santé habituelle, d'un tempérament nerveux et d'une forte constitution. Mariée fort jeune, elle a huit enfants, qui sont tous vivants. Depuis l'âge de 15 ans, ses règles, ordinairement peu abondantes, sont régulièrement venues chaque mois.

Cette femme se nourrit bien, et semble placée dans d'assez bonnes conditions hygiéniques. Elle est blanchisseuse et ce métier ne la fatigue point.

(1) Turgis. Recherches et observations pour servir à l'histoire du goître exophthalmique. Th. de Paris, 1863.

Environ deux mois avant son entrée à l'hôpital, elle eut un gros rhume accompagné d'une toux quinteuse. Sa voix devint rauque et ensuite presque éteinte. Deux semaines après, elle s'aperçut que son cou grossissait chaque jour. Elle ne remarqua pas que ses yeux fussent plus saillants qu'auparavant ; mais elle avait depuis longtemps des palpitations de cœur, qui sont devenues plus pénibles et plus fréquentes. Il y a sept ou huit mois, elle a eu un peu d'œdème des membres inférieurs, mais sans bouffissure du visage.

A l'entrée de la malade à l'hôpital, la thyroïde offre une notable augmentation de volume ; les deux lobes sont à peu près d'égale grosseur et descendent assez près du sternum. La tumeur qu'ils forment est lisse, tendue, pulsatile ; la peau qui la recouvre est normale. Les veines jugulaires intérieures sont saillantes. La malade éprouve par moments des accès de dyspnée, pendant lesquels la face est cyanosée, et la thyroïde plus volumineuse. Ces paroxysmes se terminent par une toux pénible, sans expectoration. Lorsqu'on comprime la tumeur légèrement, la malade ressent aussitôt une douleur assez vive à la racine du nez. Cette douleur s'irradie vers la base du crâne ; puis apparaissent immédiatement des symptômes très marqués de congestion vers la tête. Les yeux deviennent plus saillants, plus brillants et injectés. La face est légèrement cyanosée. La malade voit des étincelles ; elle a des bourdonnements d'oreille. Si on la fait marcher, immédiatement elle chancelle comme une personne

ivre. En un mot, il y a des signes évidents de congestion cérébrale.

Les yeux sont le siège d'une exophthalmie très prononcée, la sclérotique apparaît tout autour du cercle
cornéen. Il n'y a ni myopie, ni aucun trouble du côté
de la vue. Cependant on peut noter un léger défaut
d'accommodation dans la vision distincte ; nous verrons
plus loin à quoi on peut le rapporter.

La malade, qui a une souvenir fidèle du début et du
progrès de son goître, ne peut indiquer à quelle
époque précise ses yeux sont devenus plus saillants.

L'examen ophthalmoscopique de l'œil, fait par M.
Cusco pendant le séjour de la malade à l'hôpital,
n'amène aucune découverte. Cependant les vaisseaux
rétiniens sont légèrement congestionnés. Lorsqu'en
faisant alternativement ouvrir et fermer l'œil gauche
et l'œil droit à la malade, on cherche, pour chacun
des deux yeux, la limite de la vision distincte, on voit
quelle est un peu plus grande pour l'œil droit. Ce
phénomène dépend de la projection différente des deux
globes oculaires en dehors de l'orbite. C'est là un
phénomène physique, et l'exophthalmie, ne s'accom-
pagnant d'aucune lésion appréciable des membranes et
des milieux de l'œil, est donc essentielle.

Le cœur a son volume normal ; il bat énergique-
ment ; on entend un bruit de souffle doux coïncidant
avec le premier temps, ayant son maximum d'intensité à la base, et se prolongeant dans les vaisseaux du
cou. En remontant vers la tumeur, ce bruit de souffle
devient plus intense et s'accompagne d'un second

bruit plus doux, plus prolongé et répondant au deuxième temps. Le pouls est régulier, normal et donne de 85 à 90 pulsations par minute.

Les organes respiratoires sont en bon état ; les fonctions digestives normales. Les règles sont supprimées depuis deux mois.

Nous devons noter un degré d'irritabilité très marquée dans le caractère de la malade.

Sous l'influence du repos, *de l'iodure de potassium administré à la dose de* 1 *à* 2 *grammes par jour*, et comme traitement local, d'un vésicatoire appliqué sur la tumeur et pansé avec l'onguent mercuriel, les palpitations et les accès de dyspnée ont diminué de fréquence et d'intensité ; le goître s'est affaissé et est devenu moins pulsatile. »

Cette observation a été prise dans le service de M. Moutard-Martin, à l'hôpital Beaujon. Cet observateur distingué en a fait le sujet d'une leçon clinique.

IIme OBSERVATION DE TURGIS.

« Augustine X... âgée de 25 ans, demeurant à Clichy, a joui d'une bonne santé jusqu'à l'âge de 17 ans. C'est alors que ses règles se sont établies, mais difficilement et ne revenant qu'à des intervalles très irréguliers. Elle était souvent tourmentée par de la céphalalgie. Les digestions étaient habituellement lentes, difficiles et accompagnées de douleurs épigastriques.

Il y avait un peu de leucorrhée et des palpitations de cœur.

Plusieurs mois s'écoulèrent ainsi. La malade s'aperçut un jour que son cou augmentait de volume. Les palpitations devinrent plus fréquentes et plus intenses. Les yeux présentèrent bientôt un éclat qui la surprit. Chaque époque menstruelle semblait apporter un peut d'aggravation dans les symptômes que nous venons d'indiquer. Cependant la malade pouvait encore se livrer à son travail habituel ; elle était couturière.

Au bout de quelque temps survint une aggravation notable dans son état ; son cou était devenu plus volumineux, ses yeux plus saillants, et les règles avaient été supprimées. Les battements du cœur, d'une très grande fréquence, se sont exagérés au moindre effort. La plus légère émotion la faisait se trouver mal. L'amaigrissement, la faiblesse, l'inaptitude au travail sont venus ensuite.

Aujourd'hui la malade est sans forces. La peau est pâle ; les muqueuses sont décolorées ; l'amaigrissement est notable. Les yeux font une saillie considérable, et cette saillie est telle qu'une bande de la sclérotique n'est plus recouverte par la paupière. Les fonctions de l'œil n'ont éprouvé aucun trouble. A l'examen ophthalmoscopique, comme dans le cas précédent, M. Cusco ne trouve rien d'anormal dans les milieux de cet organe. Au cou il existe une tumeur due à une augmentation de volume de la thyroïde ; les deux lobes sont également volumineux. Elle présente à la palpation un frémissement particulier, elle est lisse, molle et détermine quelques troubles fonctionnels du côté de la trachée et de l'œsophage. Ainsi, il y a un léger sentiment de constriction de la gorge ; la voie n'est pas notablement altérée ; cependant la gêne suffit pour provoquer une toux sèche presque continuelle. Au moment de la déglutition la malade éprouve une très légère douleur sur le trajet de l'œsophage. Le cœur est légèrement augmenté de volume, il y a un peu d'hypertrophie. Les battements sont fréquents, énergiques et soulèvent le paroi thoracique avec force. L'auscultation démontre l'existence d'un bruit de souffle au premier temps et à la base de l'organe. Le souffle est doux et ne paraît pas tenir à une lésion valvulaire ; il se prolonge dans les vaisseaux du cou, mais en augmentant de force. Son maximum d'intensité est au niveau du creux sus-claviculaire.

Lorsqu'on applique le stéthoscope sur la thyroïde, on y entend également un bruit de souffle doux , et on perçoit à la palpation un frémissement analogue à celui de l'anévrysme artérioso-veineux.

Le pouls est petit, régulier, égal des deux côtés, et bat 95 fois par minute.

Comme nous l'avons dit, il y a de l'aménorrhée ; les fonctions digestives se font mal ; l'appétit est nul.

Les douleurs gastralgiques accompagnent souvent les digestions ; la constipation est habituelle.

L'examen attentif des organes respiratoires ne démontre nullement l'existence de tubercules.

Très fréquemment il y a de la céphalalgie et, au

moindre effort, des vertiges, qui forcent la malade au repos. Elle a souvent de l'insomnie, est irritable et se querelle continuellement avec ses voisins.

Cette malade *a pris à l'intérieur de l'iodure de potassium à la dose de 1 à 2 grammes par jour* ; sur la tumeur un vésicatoire pansé avec l'onguent mercuriel.

Après un séjour de six semaines à l'hôpital, la malade sort en présentant une amélioration générale. Quant aux symptômes locaux, ils ont sensiblement diminué d'intensité. »

Dans sa thèse **Turgis** donne trois autres observations de goître exophthalmique sans mentionner le traitement.

Le dernier fait de guérison obtenue par la médication iodée a été publié par Guptill, dans le numéro de janvier 1874 du « The Américan Journal of med. Sc. »

Le médecin américain n'a pas fait usage de l'iode seul, il s'est servi de l'iodo-bromure de calcium.

Enfin, en 1876, N.-B. Cheadle a publié (1) sept cas de goitre exophthalmique ; l'un d'eux a été traité par la teinture d'iode à l'intérieur ; c'est la seule médication qui ait paru amener un certaine amélioration, qui fut, il est vrai, suivie d'une rechute sérieuse.

Tels sont les faits que nous avons trouvés à l'appui de notre thèse.

Certains nous ayant paru beaucoup plus importants

______

(1) Cheadle. Saint-Georges hospital Reports, vol. VII, p. 81.

que les autres nous les avons donnés avec de plus longs développements pour la commodité de la dis-cussion.

Ire Observation personnelle.

M. X... avait été toujours bien portant jusqu'à l'âge de 19 ans. Cependant il appartient à une famille d'arthritiques. Son père avait de l'eczéma chronique ; un de ses frères, mort d'une péritonite de nature in-déterminée, avait toute sa vie souffert d'un asthme. Au moment de sa sortie du collège, on remarqua un certain changement dans sa manière d'être. Il devint violent, irascible. La moindre contrariété, la discussion la plus futile l'exaspérait beaucoup. Il commença ses études en médecine.

Comme il voyageait dans les Pyrénées, sa famille remarqua sa voracité ; dans les hôtels, il devint à cause de cela un objet de curiosité. Il se plaignait souvent de sensations de chaleur insupportable ; le moindre effort le fatiguait et le déprimait. Il avait toujours l'air triste et ennuyé. Quand il faisait un mouvement brusque de la tête, il voyait des étincelles et les oreilles lui bourdonnaient. Une fois même, en se levant un matin, il eut une syncope.

Au mois de janvier de l'année 1876, il s'aperçut que son cou grossissait, mais il n'ajouta pas d'impor-tance à cette constatation. Au mois d'août de la même année, il se présenta devant un médecin militaire pour

être admis à faire son volontariat d'un an. La grosseur de son cou attira l'attention du chirurgien chargé
de l'examiner, et il fut refusé.

Fort préoccupé, il demanda au médecin ce qu'il
devait faire ; ce dernier lui conseilla de prendre un
gramme d'iodure de potassium par jour. Il suivit ce
conseil pendant quelques jours seulement, partit pour
Paris et ne pensa plus à se soigner.

Cependant les yeux commençaient à devenir saillants ; le cou grossissait toujours, et il était sujet à
de violentes palpitations de cœur. La tumeur qu'il
portait au cou occupait le lobe droit du corps thyroïde ; elle était lisse, animée de battements, et sui-
vait la trachée dans ses mouvements ; il est probable
qu'elle la comprimait un peu, car la respiration était
par moments assez difficile.

M. X... étant un de nos meilleurs amis, nous l'avons
assidûment observé. Son cœur battait assez violem-
ment et paraissait un peu hypertrophié ; on n'enten-
dait pas de bruits anormaux. Il parla un jour de son
mal au docteur Ch. Monod, chirurgien des hôpitaux,
qui lui conseilla de prendre de l'iodure de potassium,
sans faire je crois le diagnostic exact de goitre exophthalmique, ne l'ayant examiné que très superficielle-
ment. Ce diagnostic, je crois, est absolument indiscu-
table. X... suivit cette fois le conseil de M. Monod. Il
prit un gramme d'iodure de potassium par jour pendant trois mois.

Le goitre ne tarda par à diminuer, la respiration à
devenir plus facile, les palpitations à se calmer: Son

pouls, qui battait 120 fois par minute avant le traitement, était tombé à 80. Son humeur devint plus sup-
portable et il est aujourd'hui fort bien portant dans
une ville du Midi où il se propose d'exercer la médecine. En 1879, il eut à Paris une attaque de rhuma-
tisme articulaire aigu généralisé avec un commen-
cement d'endocardite; mais il n'a plus souffert de son
premier mal et la grosseur de son cou ne présente
plus rien d'anormal. Cependant le lobe droit du corps
thyroïde est encore un peu volumineux.

II° Observation personnelle.

Cette observation et la suivante sont dues à la pratique du jeune homme qui a fait le sujet de la précé-
dente. Ayant remplacé plusieurs fois des médecins à
Paris, il a eu l'occasion de traiter deux malades at-
teintes de goître exophthalmique. Il me montra ces
malades, sachant que la question du traitement par
l'iode m'intéressait beaucoup depuis sa guérison. En
dépit des recommandations de Trousseau, ces deux
malades furent traitées par l'iodure de potassium et
avec succès.

La malade qui fait le sujet de la 2ᵉ observation était
âgée de 46 ans. Elle avait eu la fièvre typhoïde à
l'âge de 18 ans, à son arrivée à Paris. Dans sa famille
il y avait des rhumatisants. Elle avait toujours été
bien réglée; cependant elle souffrait quelquefois de
migraines assez vives au moment de la menstrua-
tion.

Elle était originaire du département de l'Aisne, s'était mariée à Paris et n'avait pas eu d'enfant ; elle polissait des verres de lunettes.

Depuis quelque temps, quand je la vis pour la première fois, elle se plaignait de palpitations de cœur ; elle était devenue inquiète, facilement irritable. A la suite de chagrins de famille, ses palpitations de cœur ont augmenté et elle s'aperçut un jour de la grosseur inaccoutumée de ses yeux. Elle vint demander des conseils à mon ami, qui diagnostiqua un goître exophthalmique.

Elle avait en effet des palpitations de cœur très violentes, un bruit de souffle à la base du cœur, qui se continue dans les vaisseaux carotidiens.

Le corps thyroïde était augmenté de volume, surtout du côté droit.

Les yeux étaient saillants au dehors de l'orbite, la vue intacte.

La malade, soumise au traitement par l'iodure de potassium à la dose de 1 gramme par jour, ne tarda pas à se mieux porter. Toutefois les palpitations augmentèrent ; alors on lui prescrivit de l'iodure de potassium mêlé de bromure de sodium, selon la pratique de Gubler, et elle se trouva très bien de ce traitement. Nous l'avons revue longtemps après, environ un an, et elle ne souffrait plus de rien.

IIIᵉ Observation personnelle.

Marguerite H..., âgée de 32 ans, est originaire du

département d'Indre-et-Loire, elle habite Paris depuis trois ans et fait le métier de blanchisseuse. Elle n'avait jamais été malade jusqu'au moment où nous l'avons vue. Ses règles avaient disparu depuis trois mois, quand elle vit son cou augmenter peu à peu de volume et ses yeux sortir de l'orbite.

Dans sa famille, personne n'a jamais été comme elle, et dans son pays elle n'a jamais vu pareille chose.

Son état général était bon. Elle avait bonne mine et pouvait facilement travailler; mais lorsqu'elle faisait un violent effort, elle avait des palpitations de cœur fort gênantes. Le cœur n'était pas augmenté de volume; les vaisseaux du cou battaient avec violence; le pouls n'était pas très accéléré, 90 fois par minute.

Le lobe droit du corps thyroïde, était volumineux et pulsatile.

Soumise au traitement ioduré, cette malade a vu peu à peu diminuer son corps thyroïde : après un mois de traitement, les deux côtés de la glande étaient égaux, et la malade ne souffrait pas plus de palpitations qu'avant. Son embonpoint et sa bonne mine n'avaient pas changé.

CHAPITRE III.

Après avoir rigoureusement examiné les observations précédentes, ne nous est-il pas permis de conclure en faveur de la médication iodée dans le traitement du goître exophthalmique? Peut-être que la conclusion serait aussi excessive que celles de Rilliet, de Genève, dans son article sur l'iodisme constitutionnel.

Nous pouvons au moins affirmer que, dans certains cas, l'iode non seulement n'a pas été nuisible, mais encore a été utile et a amené une rapide cessation des phénomènes.

C'est ce que nous montrent les faits de Stokes et de Hawkes, celui de Gros. Dans l'observation que nous avons donnée plus haut, ne voit-on pas le volume du goître diminuer chaque fois que la malade prend de l'iodure de potassium? Et, peut-on songer à attribuer à l'emploi de ce médicament les accidents consécutifs pour lesquels Trousseau a employé la digitale et l'hydrothérapie? La malade avait pris 75 centigrammes d'iodure de potassium en vingt jours.

Le fait de Trousseau est peut-être le plus probant de tous ceux que nous avons rappelés ou publiés. La malade présentait de tels troubles cardio-vasculaires qu'il voulait absolument laisser de côté la médication

iodée, pensant que, nuisible d'habitude, elle le serait
encore plus dans ce cas particulier; le pouls battait
jusqu'à 150 fois par minute. Préoccupé de l'idée de
ne point prescrire de l'iode, Trousseau se trompe, il
donne de la teinture d'iode à la place de la teinture
de digitale; sa malade en prend pendant quinze jours,
au bout desquels le pouls ne battait plus que 75 fois
par minute. S'étant aperçu de son erreur, Trousseau
donne de la digitale, et les battements du cœur aug-
mentent d'intensité et de vitesse. Il redonna la teinture
d'iode. Il est vrai que sa malade faisait de l'hydrothérapie; mais aussi bien sous l'influence de la digitale que sous celle de l'iode.

Dans les deux observations de Turgis dont le diagnostic ne peut pas être mis en doute, non seulement
on ne mentionne pas d'accidents après l'emploi de
l'iodure de potassium, mais encore on constate une
grande amélioration.

Les trois malades que nous avons vus nous-même
ont été exclusivement soignés par l'iodure de potassium et ils s'en sont bien trouvés. Une des malades
prit du bromure de sodium à cause de son état nerveux; nous pensons que l'on fera toujours bien de
donner les deux médicaments ensemble dans des cas
pareils. C'est, du reste, la pratique constante des médecins anglais, c'était aussi celle du regretté profes-
seur Gubler.

Il faut cependant reconnaître que, dans certaines
circonstances, la faiblesse des malades est telle, leur
excitation si considérable, qu'il y aurait péril dans

l'administration de l'iodure de potassium. C'est alors qu'il faut employer la digitale et le bromure de potassium avec l'hydrothérapie.

On devra surtout se servir de l'iodure de potassium dans les cas où l'hypertrophie du corps thyroïde est considérable, chaque fois que la respiration est gênée, difficile par suite de cette hypertrophie. Si les sujets sont en même temps anémiques, on pourra employer l'iodure de fer. Gros (1) se trouvait très bien de cette pratique, qui est aussi celle de M. Jaccoud.

Pour éviter les accidents reprochés à l'iodure de potassium, on pourra faire ce que recommande M. Sée dans le traitement des affections aortiques, ajouter de l'opium, ou bien donner en même temps du bromure, comme on l'a fait pour l'une des malades dont nous avons rapporté l'observation.

Trousseau, si peu partisan de la médication iodée, a écrit dans ses cliniques : « Si, dans la presque généralité des cas, l'iode exerce une influence pernicieuse sur la névrose exophthalmique, quelquefois il semble améliorer momentanément la condition des malades » (2).

D'un autre côté, M. Rendu, dans l'article « Goître exophtalmique » du Dictionnaire de Dechambre, après avoir rapporté les conclusions de Trousseau contre la médication iodée, ajoute : « Ces conclusions sont-elles absolument justes ; et de ce que l'iode dans certains cas est manifestement inefficace, est-on en droit de

(1) Gros. Loc. cit.
(2) Trousseau. Clin. méd. de l'Hôtel-Dieu, t. II.

dire qu'il est nuisible ? C'est là une question qu'il nous paraît difficile de trancher. Il existe, en effet, des observations contradictoires, dans lesquelles l'iodure de potassium a été non seulement toléré sans inconvénient, mais s'est montré incontestablement utile. »

Nous appuyant sur les faits que nous avons rapportés, et aussi sur les remarques de Trousseau et de M. Rendu que nous venons de reproduire, nous formulons les conclusions suivantes :

CONCLUSIONS.

1° On peut traiter le goître exophthalmique sans danger par l'iodure de potassium à la dose de 1 gr. par jour, dans tous les cas où les phénomènes nerveux et cardio-vasculaires ne sont pas trop accusés.

2° On devra le faire toutes les fois que l'hypertrophie du corps thyroïde sera un danger.

3° Quand l'hypertrophie du corps thyroïde sera redoutable et que les phénomènes nerveux et cardio-vasculaires seront aussi très accusés, on devra employer en même temps l'opium ou le bromure.

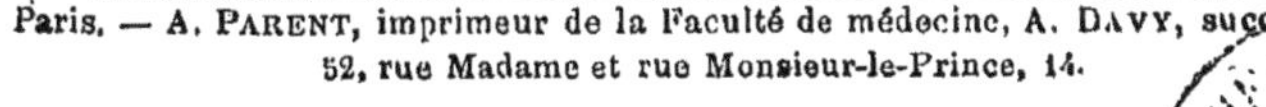

223

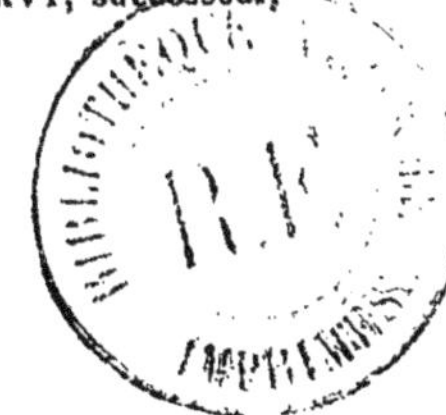

9 782019 259853